BEI GRIN MACHT SICH IHR
WISSEN BEZAHLT

- Wir veröffentlichen Ihre Hausarbeit,
  Bachelor- und Masterarbeit

- Ihr eigenes eBook und Buch -
  weltweit in allen wichtigen Shops

- Verdienen Sie an jedem Verkauf

Jetzt bei www.GRIN.com hochladen und kostenlos publizieren

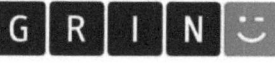

Telemedizin. Chancen, Risiken und Grenzen von E-Health-Anwendungen im Gesundheitswesen

Vivien Fankhänel

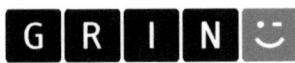

Bibliografische Information der Deutschen Nationalbibliothek:

Die Deutsche Nationalbibliothek verzeichnet diese Publikation in der Deutschen Nationalbibliografie; detaillierte bibliografische Daten sind im Internet über http://dnb.d-nb.de abrufbar.

ISBN: 9783346320483
Dieses Buch ist auch als E-Book erhältlich.

Das Buch bei GRIN: https://www.grin.com/document/974007

Telemedizin – Chancen, Risiken und Grenzen von eHealth-Anwendungen im Gesundheitswesen

Fakultät Angewandte Gesundheitswissenschaften

Technische Hochschule Deggendorf

Prüfungs-und Studienarbeit (PStA)

Pflegepädagogik 2018, Modul: L-18 Informatik und Prozessmanagement

Vorgelegt von

Vivien Fankhänel

2020

Zusammenfassung

Der aktuelle Stand von telemedizinischen Anwendungen im deutschen Gesundheitssystem wird oft als ungenügend oder unzureichend eingeschätzt (van den Berg, et al, 2015, S.369). Die Lebenserwartung steigt und führt zu einer immer älter werdenden Bevölkerung mit chronischen Erkrankungen. Die Nachfrage nach Gesundheitsleistungen wächst, während die Versorgungsbudgets von Kassen und Bund schrumpfen. Jedoch hat sich durch die Corona-Pandemie die Art der Einholungen eines ärztlichen Rats verändert. Vor allem während des Lockdowns wurde ein großes Augenmerk auf die Telemedizin gelegt. Der Einsatz von telemedizinischen Anwendungen zur räumlichen Überwindung von Distanzen trägt einen großen Anteil bei, um gesundheitliche Versorgung besser und effektiver zu machen (Kunze, Mutze, 2012, S. 3). „Telemedizin bedeutet, Gesundheitsdienstleistungen mittels Informations- und Kommunikationstechnologien bereitzustellen, wenn sich das medizinische Fachpersonal und der Patient – oder auch zwei medizinische Fachkräfte – nicht am selben Ort befinden" (Thiel, Deimel, 2020, S. 5). Dabei sollen medizinische Daten und Informationen zur Prävention, Diagnostik, Therapie und Nachbehandlung gemessen, erfasst und auf einem sicheren Übertragungsweg weitergeleitet werden.

Schlüsselwörter: eHealth, Telematik, Telemedizin

Inhaltsverzeichnis

1 Einleitung

1.1 Ausgangslage

In Deutschland bedrohen die Folgen der demografischen Entwicklung das Gesundheitssystem. Die Geburtenraten sind niedrig und die Lebenserwartung immer höher. Die steigende Lebenserwartung führt zu einer immer älter werdenden Bevölkerung mit chronischen Erkrankungen. Die Nachfrage nach Gesundheitsleistungen wächst, während die Versorgungsbudgets von Kassen und Bund schrumpfen. „Neue Informations- und Kommunikationsverfahren werden für die dringend erforderliche Modernisierung des Gesundheitswesens benötigt" (Warda, Noelle, 2002, S. 3). Telekommunikative und informationstechnologische Anwendungen ermöglichen eine Überbrückung von räumlichen und zeitlichen Distanzen zwischen ÄrztInnen, TherapeutInnen und PatientInnen. Somit ergibt sich eine große Erfolgsaussicht um die Qualität von Diagnostik und Therapie zu verbessern und Kosten zu reduzieren (Baer, Barczok, 2014, S. 242).

Einige Anwendungen der Telemedizin sind bereits fester Bestandteil in der medizinischen Versorgung und aus dem Alltag nicht wegzudenken. Unter anderem werden Informations- und Kommunikationstechnologien für Schrittmacherkontrollen via Internet, Therapie von Schlaganfallpatienten via Videokonferenz oder Telemonitoring von Herzinsuffizienzpatienten genutzt (Krüger-Brand, 2009, A 2396- A 2398). Für die Versorgung chronisch kranker PatientInnen z. B. mit Herzinsuffizienz oder Diabetes bietet Telemedizin neue Möglichkeiten.

Wie bei fast allen Neuerungen ergeben sich auch in der Nutzung von Telemedizin „Akzeptanz- und Kommunikationsprobleme, die die Etablierung der Neuerungen erschweren oder gar vollständig blockieren" (Mueller, 2004, S. 22). Mueller (2004) erklärt weiter, dass Hinderungsgründe für die Anwender von Telemedizin z. B. fachpolitischer, finanzieller und zeitlicher Ursache sind.

Die Entscheidung über eine wissenschaftliche Auseinandersetzung zu diesem Thema liegt in der aktuellen Lage des Gesundheitssystems. Corona beflügelt die Digitalisierung denn inmitten der Pandemie erkennen ÄrztInnen und PatientInnen die Notwendigkeit und den Nutzen von Telemedizin, von Gesundheits-Apps sowie elektronischer Akten und Bescheinigungen. Eine elektronische Übermittlung erspart den Weg zum Arzt, das Sitzen im Wartezimmer und minimiert in der aktuellen Lage das Ansteckungsrisiko für sich selbst und andere.

Ziel dieser Arbeit ist es Chancen, Grenzen und Perspektiven von telemedizinischen Anwendungen im deutschen Gesundheitswesen aufzuzeigen. Die PStA (Prüfungs- und Studienarbeit wird sich mit der Frage beschäftigen, welche Vorteile und Chancen, aber auch welche Risiken und Einschränkungen, Telemedizin für das Gesundheitssystem bringt.

1.2   Aufbau der Prüfungs- und Studienarbeit

Anschließend an die Einleitung werden theoretische Grundlagen zu eHealth, Telematik und Telemedizin erklärt. Im dritten Kapitel, methodisches Vorgehen, werden grundlegende Aspekte der Methodik, Suchbegriffe für die Datenbankrecherche und die Ein- und Ausschlusskriterien für die Studienwahl beschrieben. Im Ergebnisteil Chancen, Risiken, Herausforderungen und juristisch-rechtliche Probleme dargestellt. Die Diskussion zeigt die Bedeutung von telemedizinischen Anwendungen für die Gesundheitsberufe, dass neue Kompetenzen notwendig sind und noch nicht bewältigte Hürden weiter im deutschen Gesundheitssystem bestehen.

2 Theoretische Grundlagen

2.1 Definition eHealth

Unter *eHealth* oder „elektronische Gesundheitsdienste" versteht man den Einsatz von Informations- und Kommunikationstechnologien (IKT) von gesundheitsbezogenen Aktivitäten. „E-Health ist ein Oberbegriff für [...] Anwendungen der Telemedizin, in denen Informationen elektronisch verarbeitet, über sichere Datenbanken ausgetauscht und Behandlungs- und Betreuungsprozesse von Patientinnen und Patienten unterstützt werden können" (Bundesministerium für Gesundheit, 2018, o. S.). „Diese Gesundheitsleistungen umfassen z. B. [...] elektronische Patientenakten und elektronische Rezepte, sowie ambulante, stationäre oder telemedizinische Behandlungsleistungen und schließlich medizinische Informationen und Gesundheitswissen" (Häcker, Reichwein, Turad, 2008, S. 7).

Klein (2017) erklärt, dass vor allem klassische Digitalprozesse als eHealth bis zum Jahr 2000 bezeichnet wurden, wie z. B. die digitale Patientenakte. Seit der Entstehung neuer Technologien ist eHealth zu einem Oberbegriff von zahlreichen Bereichen geworden. Neben computerbasierten Krankheits- und Wissensmanagement fallen ebenfalls Gesundheitsportale und die persönliche Gesundheitsvorsorge, sowie Online-Apotheken in diesen Bereich.

2.2 Definition Telematik

Telematik setzt sich aus den Begriffen „Information (Wissensbasierte Anwendungen, Leitlinien, Klassifikationen, medizinische Datenbanken) und Kommunikation (Elektronische Patientenakte/ Gesundheitsakte, medizinische Dokumentation, Chipkarte/ Gesundheitspass)" (Warda, Noelle, 2002, S.32) zusammen. Die Bundesärztekammer (2011) bezeichnet *Telematik* als „die Verbindung von Telekommunikation mit der Zielsetzung, den Akteuren im Gesundheitswesen (Ärzten, Krankenhäusern, Apotheken, weitere Leistungserbringer und Kostenträger) relevante Informationen umfänglicher, schneller und für den jeweiligen Nutzungskontext aufbereitet zur Verfügung zu stellen". „Der Einsatz der IKT kann hierbei der globalen Gesundheitsförderung, Krankheitskontrolle und Krankenversorgung, ebenso der Ausbildung, des Managements und der Forschung im Gesundheitswesen dienen" (Ministerium für Wissenschaft und Kunst Baden-Württemberg, 2018, S. 9).

„Telematiksysteme verbinden zum Beispiel in Krankenhäusern dezentrale telemedizinische Anwendungen unterschiedlicher Fachbereiche, sowie Archivierungs- und Kommunikationskomponenten" (Häcker et al, 2008, S. 7).

2.3   Definition Telemedizin

Telemedizin ist ein wichtiger Bestandteil der Telematik, sowie ein Teil des weiter gefassten Oberbegriffes eHealth (Gärtner, 2006, S. 392). Die Bundesärztekammer (BÄK) (2010) definiert *Telemedizin* als Sammelbegriff für verschiedenartige Versorgungskonzepte, die über eine räumliche Distanz zwischen Arzt, medizinischem Leistungserbringer und Patient in den Bereichen Diagnostik, Therapie und Rehabilitation sowie der ärztlichen Entscheidungsfindung angeboten werden. Der Patient erhält die Diagnose oder Behandlungsempfehlung per Telefon, Smartphone, Tablet oder Computer.

Die Telemedizin wird in zwei Bereiche unterteilt. „Zum einen grenzt man solche Anwendungen ab, die in der Beziehung zwischen Ärzten oder anderen Leistungsanbietern, im sogenannten „Doc2Doc"-Bereich zum Einsatz kommen, [...] zum anderen definiert man den „Doc2Patient"-Bereich als jene Applikationen, welche sich auf die Kommunikation zwischen Arzt und Patient beziehen" (Häcker et al, 2008, S. 8).

Ziele von Telemedizin sind neben der Sicherstellung und Steuerung medizinischer Versorgung auch die Verbesserung der Qualität, Wirtschaftlichkeit und die Transparenz medizinischer Leistungen (Feinen, 2013, S. 360).

2.4   Zusammenfassung theoretischer Aspekte

Die Begriffe eHealth, Telematik und Telemedizin werden oft synonym für den gesamten Themenbereich benutzt. Jedoch die Wissenschaft grenzt diese Begriffe sehr deutlich voneinander ab. „Unabhängig vom Begriff ist allen Bestrebungen eines gemein: Es geht um die sektorenübergreifende und flächendeckende Versorgung im Gesundheitswesen" (Bundesverband für Pflegemanagement e.V., 2015, S. 4).

3 Methodisches Vorgehen

3.1 Grundlegende Aspekte zur Methodik

Um die Forschungsfrage beantworten zu können, wurde eine Literaturrecherche in den elektronischen Datenbanken PubMed, CINAHL, Sciencedirect und Carelit vorgenommen. Unter der Zuhilfenahme der Suchmaschine Google Scholar wurde zusätzlich nach geeigneten Veröffentlichungen gesucht. Des Weiteren fand im Internet eine Recherche nach Verbänden statt, die sich mit der zu behandelnden Thematik auseinandersetzen. Um einen Überblick über das Thema zu bekommen, wurde die Fragestellung in einzelne Komponenten zerlegt und die Suchbegriffe für die Recherche festgelegt.

3.2 Forschungsfrage, Suchbegriffe, Datenbanken- und weiteren Recherche

Ziel der Studienarbeit ist der Chancen, Grenzen und Perspektiven von telemedizinischen Anwendungen im deutschen Gesundheitswesen aufzuzeigen. Im Rahmen der PStA sollen die folgenden Fragen beantwortet werden:

Welche Vorteile und Chancen bringt die Telemedizin für das Gesundheitssystem?

Welche Einschränkungen und Risiken gibt es?

Bei der Recherche zum Thema Informationstechnologie im Gesundheitswesen stieß ich auf das Thema der Telemedizin/eHealth und Telematik. Bei einer genaueren Analyse zu diesem Thema fiel auf, dass Deutschland im Vergleich zu anderen europäischen Ländern in der Digitalisierung des Gesundheitswesens hinterherhinkt. Aus diesem Grund habe ich die Studienarbeit genutzt um herauszufinden, welche Chancen, Grenzen und Risiken telemedizinische Anwendungen im Gesundheitssystem mit sich bringen. Um einen Überblick des Themas zu bekommen, wurden neben den Suchbegriffen auch Synonyme für die Recherche festgelegt.

Für die Übersetzung von Suchbegriffen und Synonymen in die englische Sprache wurde das „Leo-Online-Wörterbuch" verwendet. Die verwendeten Suchbegriffe sind in der nachfolgenden Tabelle dargestellt.

Tabelle 1: Suchbegriffe

Deutsch	Englisch
Qualitative Studie	Qualitative study
Qualitative Forschung	Qualitative research
eHealth	eHealth
Telemedizin	telemedicine
Telematik, Gesundheits-	telematics, health telematics

3.3 Datenbanken: Ein- und Ausschlusskriterien sowie Suchstrategie

Die Recherche wurde im Zeitraum von Mai bis August 2020 durchgeführt. Es wurde ausschließlich nach deutschsprachiger Literatur gesucht, da die PStA ausschließlich die Vorteile, Chancen und Risiken, Einschränkungen von Telemedizin und eHealth im deutschen Gesundheitswesen näher betrachtet. Die in der nachfolgenden Tabelle 2 aufgeführten Ein- und Ausschlusskriterien wurden in einer ersten nicht-systematischen Recherche entwickelt und anschließend zur Datenbankrecherche verwendet. Der Fokus der Recherche lag auf Telemedizin/eHealth und Telematik im deutschen Gesundheitssystem. Ausgeschlossen wurden Forschungsarbeiten und Studien, die sich mit telemedizinischen Anwendungen in anderen Ländern oder speziellen Krankheitsbildern beschäftigten. Ebenso ausgeschlossen wurden Befragungen von Nutzern und Anwendern telemedizinischer Produkte. Die Auswahl erfolgte anhand der Abstracts.

Die Recherche zur Forschungsfrage erfolgte anhand folgender Ein- und Ausschlusskriterien:

Tabelle 2: Ein- und Ausschlusskriterien

Einschlusskriterien	Ausschlusskriterien
Explorative Analysen	Psychiatrie, Psychotherapie, Psychosomatik
Sprache der Literatur: Deutsch und Englisch	Andere Sprachen der Literatur außer Deutsch und Englisch
Elektronische Gesundheitskarte	Andere Länder
Elektronische Patientenakte	Spezielle Krankheitsbilder
Gesundheitsmonitoring per App	Medizinstudium
Datenschutz	Schmerztherapie
Datensicherheit	Medizintechnik
Kosten	COVID-19
Nutzen	Erfahrungen von Nutzern und Anwendern
Finanzierung	Patente und Zitate

In den Datenbanken PubMed und CINAHL wurde anhand von MeSH-Terms und CINAHL-Headings in Kombination mit dem Freitext gesucht. Weiterhin erfolgte eine Handsuche zu deutschsprachigen Gesellschaften zum Thema Telemedizin. Auf der Internetseite der Deutschen Gesellschaft für Telemedizin (DG Telmed) waren zwar Veröffentlichungen einsehbar, diese waren jedoch nicht verwendbar zum Thema dieser Studienarbeit. Auf der Internetseite des International Council of Nurses konnte zu den Begriffen Telemedizin, eHealth oder Telematik keine Veröffentlichungen gefunden werden. In CINAHL wurden die Titel und die Abstracts von 10 Treffern durchgesehen, davon wurden nach Prüfung der

Ein- und Ausschlusskriterien keine Veröffentlichung näher betrachtet. In PubMed wurden ebenfalls Titel und Abstracts von 279 Forschungsarbeiten durchgesehen und davon 36 näher begutachtet. Aufgrund der Ein- und Ausschlusskriterien war nur eine Publikation verwendbar. Die Suche bei hpsmedia und Hogrefe ergab anhand der Ein- und Ausschlusskriterien keine passenden Ergebnisse. Im Fachportal Paedagogik wurde eine Veröffentlichung näher betrachtet, die jedoch nicht zur Beantwortung der Forschungsfrage diente. Den größten Sucherfolg stellte google.scholar dar. Hier konnten unter Ausschluss sämtlicher Doppelveröffentlichungen insgesamt 632 Publikationen näher betrachtet werden. Anhand der Ein- und Ausschlusskriterien konnten 22 Ergebnisse verwendet werden. In Carelit war bezüglich des Themas anhand der Suchbegriffe keine Volltextbeschaffung möglich.

Tabelle 3: Suchstrategien Datenbanken

Datenbank, Datum	Suchstrategie	Treffer	Relevante Treffer	Ausschluss
CINAHL, 20.08.2020	S1: ehealth or telemedicine or telehealth or mhealth or digital health	25817		
	[AND] telematics	74		
	[AND] Full text	0	0	0
	S2: telematics or eHealth	15574		
	[AND] telematics	66		
	[AND] full text	5	0	0
	S3: literature review in research			
	[AND] telmedicine	5	0	0
PubMed, 15.05.2020	S1: telemedicine Germany	1754		
	[AND] 1 year	209		
	[AND] free full text	110	17	16
	S2: eHealth germany	2104		
	[AND] 1 year	309		
	[AND] free full text	169	19	19
Fachportal Paedagogik, 20.08.2020	S: Telemedizin	13	1	1
Handsuche Hogrefe, 20.08.2020	S1: eHealth	12	0	0
	S2: Telemedizin	89	4	4
Handsuche hpsmedia, 15.05.2020	S1: Digitalisierung	1	0	0
	S2: Telemedizin	0	0	0
	S3: Telemonitoring	0	0	0

Datenbank, Datum	Suchstrategie	Treffer	Relevante Treffer	Ausschluss
Google Scholar, 15.05.2020	S1: eHealth Deutschland	9000		
	Ausschluss von Patenten und Zitaten	8580		
	Ergänzt: seit 2020	504		
	Ergänzt: Seiten auf Deutsch	354	48	32
	S2: Telemedizin	10100		
	Telemedizin Chancen Risiken	2100		
	Ausschluss von Patenten und Zitaten	1710		
	Ergänzt: seit 2020	149		
	Ergänzt: Seiten auf Deutsch	143	18	14
	S3: Telematik Deutschland	7680		
	Ausschluss von Patenten und Zitaten	7270		
	Ergänzt: seit 2019	146		
	Ergänzt: Seiten auf Deutsch	135	8	6
Carelit, 20.08.2020	S: Telemedizin	296	22	22
Bayerische Staatsbibliothek München, 20.08.2020	S: eHealth	27375		
	Ergänzt: Telemedizin	16	6	4
Verband, 15.05.2020	Deutsche Gesellschaft für Telemedizin: Telemedizin	684		
	Ergänzt: Chance	88	0	0

S=Suchstrategie

Abbildung 1: Flussdiagramm Datenbankrecherche

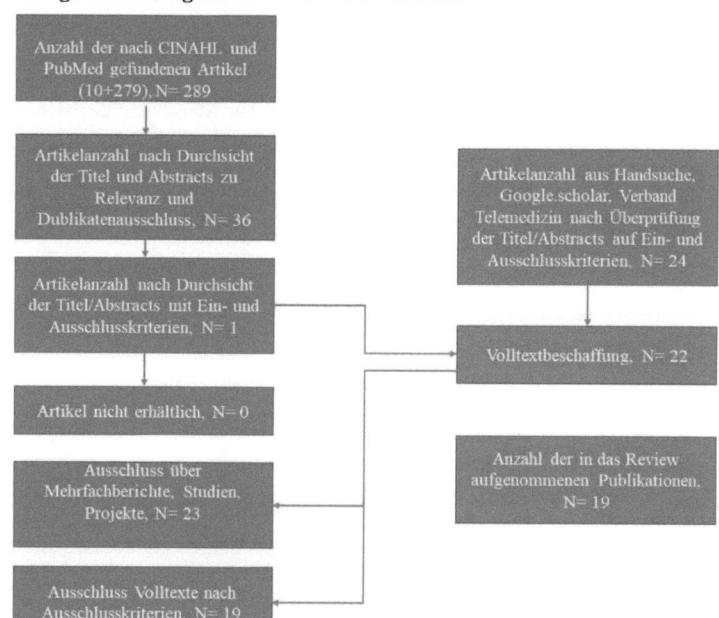

N= Artikelanzahl

Anhand der Volltexte der Studien unter Zuhilfenahme der Ein- und Ausschlusskriterien erfolgte die endgültige Aufnahme in diese Übersichtsarbeit. Zu bezahlende Studien, z. B. über den Grin Verlag, wurden ausgeschlossen. Eingeschlossen wurden Studien, die sich eng mit dem zu bearbeitenden Thema beschäftigten.

Der Schwerpunkt dieser PStA liegt auf den Vorteilen, Grenzen und Risiken der Telemedizin und welche Einschränkungen und Risiken sich daraus für das Gesundheitssystem ergeben. Aus diesem Grund mussten einige Reviews ausgeschlossen werden, die sich mit Psychologie, Psychotherapie und Psychosomatik, COVID-19, anderen Ländern, der Medizintechnik oder dem Medizinstudium beschäftigen. Des Weiteren wurden Studien außen vorgelassen, die sich mit den Erfahrungen von Telemedizin durch Patienten und Angehörige und speziellen Krankheitsbildern auseinandergesetzt haben, da konkret auf Telemedizin und eHealth im deutschen Gesundheitssystem. Studien in anderen Sprachen außer Deutsch und Englisch wurden ebenfalls für die Bearbeitung dieser Studienarbeit ausgeschlossen.

4 Ergebnisse

4.1 Chancen von telemedizinischen Anwendungen

4.1.1 Steigerung der Versorgungsqualität

Telemedizinische Anwendungen haben ein großes Potential zur Steigerung der Behandlungsqualität. „Innovative Telemedizin kann zur Weiterentwicklung der Gesundheitsversorgung, zu höherer Qualität und zu Kosteneinsparungen im Gesundheitswesen beitragen" (Brauns, Loos, 2015, S. 1069).

Durch den Einsatz von telemedizinischen Anwendungen werden qualitätssichernde Verfahren im medizinischen Alltag verankert. „Dank telemedizinischer Vernetzung kann ärztliche Expertise in unterversorgte Regionen geholt werden, sodass auch dort eine qualitativ hochwertige medizinische Versorgung möglich wird" (Fischer, Krämer, 2016, S. 14).

Auch Telemonitoring bietet ein großes Potential zur Verbesserung der Versorgungsqualität. Es können über einen längeren Zeitraum und in verschiedenen Lebenslagen Patientendaten erhoben und jederzeit darauf zurückgegriffen werden. Somit können wesentliche Veränderungen sofort erkannt und die Therapie individuell angepasst werden.

4.1.2 Kostenreduktion

„Vor allem die Krankenkassen suchen aufgrund von ihrer Beitragssatzentwicklung nach Möglichkeiten eine Kostenreduktion zu realisieren. Deutschland besitzt ein sehr differenziertes und im internationalen Vergleich gutes wenngleich teures Gesundheitswesen" (Perlitz, 2010, S.10). Perlitz (2010) erklärt weiter, dass Telemedizin, durch die Vernetzung der einzelnen Anwender, eine große Chance bietet die steigenden Kosten im Gesundheitssystem zu bremsen. Durch das Nutzen von telemedizinischen Anwendungen entfallen für den Patienten viele Arztbesuche, Doppeluntersuchungen und eventuell auch eine große Zahl von Krankenhausaufenthalten. Medikamente können schneller an Veränderungen angepasst werden.

4.1.3 Vielfalt von Anwendungen

In Deutschland gibt es aktuell viele Telemedizinprojekte. „Die Anwendungen moderner Telekommunikationsmittel nahm in den letzten Jahren explosionsartig zu. Keine Branche verzeichnet in diesem Jahrhundert einen größeren Zuwachs, eine Sättigung des Marktes ist nicht abzusehen, fast täglich werden neue Möglichkeiten der Telekommunikation vorgestellt" (Schöne, 2005, S. 144). Jedoch fehlt nach dem Abschluss einiger Projekte die Überführung in den medizinischen oder klinischen Regelbetrieb. Das Telemedizinprotal, initiiert durch das Bundesgesundheitsministerium und die E-Health-Initiative, umfasst in Deutschland mehr als 200 Telemedizinprojekte (Brauns, Loos, 2015, S. 1069).

Beispiele für Anwendungstypen der Telemedizin sind unter anderem: Telediagnostik, -chirurgie, -kardiologie, -konsultation, -therapie, -monitoring, -nephrologie, -neurologie, -radiologie, -dermatologie und –pathologie (Pelleter, 2012, S.73-75).

4.1.4 Technischen Standardisierung

Durch einen einheitlichen Aufbau einer Telematik-Infrastruktur für das Gesundheitswesen wird ein großer Druck auf die Anbieter der Technologien und die Kompatibilität ihrer Produkte ausgeübt. Für die Endanwender der mobilen Geräte können langfristig Vorteile in der Kombinierbarkeit der Produkte verschiedener Anbieter entstehen. Die Vereinheitlichung kann einen schnelleren und kostengünstigeren Produktwechsel der telemedizinischen Produkte ermöglichen (Goss, Middeke, Smetak, 2009, S.5).

Die teilweise noch mangelnde Kompatibilität besteht auch bei bereits vorhandenen Telemedizinprojekten ein großes Problem dar. „Trotz anderer Beteuerungen einzelner Provider ist es für eine sichere Kommunikation in der Regel erforderlich, dass die Teilnehmer dem gleichen Provider angehören und somit eine geschlossene Benutzergruppe bilden (müssen)" (Warda, Noelle, 2002, S.191).

4.2 Herausforderungen und Risiken

4.2.1 Noch mangelhafte Infrastruktur

Ein wichtiger Bestandteil von telemedizinischen Anwendungen ist das Vorhandensein von Hardware- und Netzwerkkomponenten, sowie Softwareanwendungen, die eine sichere Vernetzung zwischen den Akteuren des Gesundheitswesens und deren IT-Systeme darstellt (Bundesministerium für Gesundheit, 2016, S. 126). Das Bundesministerium (2016) erklärt weiter, dass beim Aufbau einer solchen Infrastruktur es wichtig sei, verschiedene Informatiksysteme sicher mit einer zentralen Infrastrukturplattform zu vernetzen und bestimmte Anwendungen in die Plattform einzubetten. Mobile Endgeräte als dezentrale Infrastrukturkomponenten bilden dabei die Schnittstelle für die PatientInnen. Ein grundlegendes Transportnetz, via Glasfaser oder LTE, bietet den Rahmen für die Nutzung von telemedizinischen Anwendungen. Die Übertragungsrate der Technologie und die Anfälligkeit von Übertragungsnetzen hat einen entscheidenden Einfluss auf bestimmte Funktionen der Anwendungen, z. B. für die Teleradiologie: die Übertragung von hochauflösenden Bildern. „Zurzeit existieren verschiedene parallele Infrastrukturen […] die überwiegend ohne Flächendeckung ausgelegt sind" (Bundesministerium für Gesundheit, 2016, S. 127). Eine weitere technische Barriere stellt die lückenhafte Abdeckung mit Breitbandnetzwerken dar. Trotz des steten Ausbaus der Mobilfunknetze ist dennoch keine umfangreiche Funkabdeckung gegeben (Fischer, Krämer, 2016, S. 16). Dadurch gestaltet sich die Implementation von regionalen telemedizinischen Versorgungskonzepten sehr schwierig (van den Berg, Schmidt, Stenzel, Mühlan, Hoffmann, 2015, S. 370).

4.2.2 Unsicherheit und großer Schulungsbedarf

„Ärzte und medizinische Fachangestellte in Praxen, Pflegekräfte in Krankenhäusern und auch die IT-Verantwortlichen im Telemedizinzentrum" (van den Berg, Schmidt, Stenzel, Mühlan, Hoffmann, 2015, S. 370) müssen als regionale Akteure von telemedizinischen Versorgungskonzepten mit eingebunden werden. Verschiedene Aufgaben fallen an, z. B. die Installation und der Umgang mit verschiedenen Systemen, die Schulung von PatientInnen und Angehörigen, aber die Klärung von haftungsrechtlichen Fragen und Fragen zum Datenschutz (van den Berg, Schmidt, Stenzel, Mühlan, Hoffmann, 2015, S. 370).

Um stets eine hohe Qualität der Patientenbetreuung im Rahmen von telemedizinischen Anwendungen gewährleisten zu können, müssen die betreuenden Mitarbeiter entsprechend auf ihre zusätzliche Tätigkeit vorbereitet und qualifiziert werden (Budych, Pelleter, Schultz, Helms, 2010, S. 2).

Eine unzureichende oder sogar fehlende Aufklärung und Ausbildung der entsprechenden Akteure ist ein großes Hindernis bei der Einführung von telemedizinischen Anwendungen (Brauns, Loos, 2015, S. 1070). Daraus wird ein hoher Implementierungsbedarf in Form von Teilnahme an Schulungen und die Einführung der entsprechenden Software in den Praxen deutlich.

4.2.3 Fehlende Vergütung telemedizinischer Leistungen

Die Finanzierung im deutschen Gesundheitssystem erfolgt nach stationären (Diagnosis Related Group -DRG) und ambulanten Leistungen (einheitlicher Bewertungsmaßstab -EBM). Da Telemedizin jedoch eher einen sektorenübergreifenden Ansatz bietet, entsteht für die Abrechnung von telemedizinischen Leistungen ein großes Problem (Secer, von Bandemer, 2019, S. 6). Aufgrund des unzureichenden und nicht einheitlichen Abrechnungsmodells zur Finanzierung von Telemedizin investieren nur wenige Leistungserbringer in die telemedizinischen Strukturen (Beckers, 2015, S. 1076). Bisher wird nur ein sehr geringer Teil durch die Krankenkassen bezahlt. Viele Projekte werden heute noch durch Eigeninitiative oder Forschungsgelder unterstützt. Aus diesem Grund unterstützen die KVB (Kassenärztliche

Vereinigung Bayerns) und die GKV (Spitzenverband- Bund der Krankenkassen) jährlich Praxen mit bis zu 800 Euro, wenn diese eine Videosprechstunde anbieten. Bisher wurden jedoch nur bestimmte Gruppen von ÄrztInnen für diese Regelung vorgesehen, z. B. Hausärzte, Kinder- und Jugendärzte sowie bestimmte Fachärzte, wie Haut- und Augenärzte oder Chirurgen (KVB, 2017, o. S.).

4.3 juristische und rechtliche Probleme

4.3.1 Haftungsrecht

Auch telemedizinische Behandlungen beinhalten besondere Risiken. Über diese sollten die PatientInnen aufgeklärt werden.

„Haftungsrechtlich ist der vom Primärbehandler im Rahmen einer telemedizinischen Anwendung hinzugezogene Arzt Konsiliararzt, es sei denn, er beherrscht das Behandlungsgeschehen und wird damit zum Mitbehandler" (Schöne, 2005, S. 145). Für eigens entstandene Fehler in der Behandlung ist der Konsiliararzt haftbar. Bei bestimmten Konstellationen können auch beide behandelnden Ärzte in die Haftung genommen werden. Für Probleme in der Organisation und Kommunikation der telemedizinischen Behandlung tritt das Organisationsverschulden in Kraft. Schöne (2005) erklärt, dass Ärzte sowie Versicherungen die unbekannten Haftungsprobleme unterschätzt haben. Zum Teil arbeiten die Ärzte, ohne Versicherungsschutz, zum Wohle der PatientInnen.

Bei der Anwendung von Telemedizin gelten die grundsätzlich festgelegten Anforderungen wie „Aufklärung, Sorgfaltspflicht, wirtschaftliche Aufklärungspflicht und Dokumentation" (Schöne, 2005, S. 146). Allerdings müssen in der Telemedizin weitere Aufklärungspunkte mit den PatientInnen besprochen werden, wie z. B. dass die Möglichkeit besteht den Datenfluss jederzeit zu unterbrechen und dass verschiedene technische Probleme auftreten können. Aus diesem Grund erklärt Schöne (2005), dass es wichtig sei, entsprechend der Telemedizin angepasste Aufklärung- und Einwilligungserklärungen für telemedizinische Behandlungen zu erstellen, um auf die speziellen Risiken hinzuweisen.

4.3.2 Datenschutz und Datensicherheit

„Für die Akzeptanz von E-Health und der Telematik im Gesundheitswesen sind Datenschutz und Datensicherheit unabdingbare Voraussetzungen" (Deutscher Bundestag, 2011, o. S.). Aus diesem Grund muss man den datenschutzrechtlichen Anforderungen gerecht werden. Das Deutsche Bundesdatenschutzgesetz (BDSG), das Telemediengesetz (TMG) und die EU-Datenschutz-Grundverordnung (DSGVO) regeln gemeinsam mit den Datenschutzgesetzen der Länder den Umgang für Datenschutz, Datensicherheit und Datenverfügbarkeit. Patientenbezogene Gesundheitsdaten gelten als eine besondere Art von Daten im Sinne des Datenschutzes und sind daher entsprechend schützenswert (§ 3 Abs. 9 Bundesdatenschutzgesetz). Aus diesem Grund sind die Anforderungen an die Verarbeitung der Daten aus datenschutzrechtlicher Perspektive so hoch, dass die Einhaltung den Nutzen und die Nutzbarkeit telemedizinscher Anwendungen sehr einschränkt oder gar unmöglich macht. Dennoch ist das Erfüllen von datenschutzrechtlichen Anforderungen bezogen auf (Gesundheits-) Daten von Patienten durchaus lösbar. Das Ziel ist es jeden Einzelnen vor Eingriffen in das Persönlichkeitsrecht durch Datenmissbrauch zu schützen (Lux, 2019, S. 9-10).

Besonders die Datenübermittlung stellt für die Ärzte eine große Herausforderung dar. Benötigt wird hier eine sichere Infrastruktur, damit der Zugriff durch Dritte verhindert werden kann. Unter anderem bedingt dies eine gesicherte Internetverbindung und, dass Telefongespräche nicht von anderen abgehört werden können (datenschutz.org, 2020, o. S.).

Weitere geltende Anforderungen zu Rechtsgrundlagen ergeben sich z. B. durch die Musterberufsordnung von ÄrztInnen, diese regelt die Schweigepflicht über die erhobenen Gesundheitsdaten und –informationen. Darüber hinaus wurde 2016 das „Gesetz für eine sichere digitale Kommunikation und Anwendungen im Gesundheitswesen sowie zur Änderung weiterer Gesetze" eingeführt, dass die Grundlagen für eine sicher, digitale Kommunikation im Gesundheitswesen festlegt (Holderried, Höper, Holderried, 2020, S. 398-404).

4.3.3 Videosprechstunde

Die Musterberufsordnung für in Deutschland tätige ÄrztInnen (MBO-Ä) verweigert eine Fernbehandlung per Videosprechstunde, Email oder Telefon in der Telemedizin zwar nicht, jedoch limitiert sie diese. § 7 Absatz 4 MBO-Ä besagt: „Ärztinnen und Ärzte dürfen individuelle ärztliche Behandlungen, insbesondere auch Beratung, nicht ausschließlich über Print- und Kommunikationsmedien durchführen. Auch bei telemedizinischen Verfahren ist zu gewährleisten, dass eine Ärztin oder ein Arzt die Patientin oder den Patienten unmittelbar behandelt." Somit kann das persönliche Gespräch beim Arzt nicht durch Telemedizin ersetzt werden, sondern nur ergänzt. Bereits in Behandlung stehende Patienten können bei Problemen Rücksprache per Videosprechstunde halten; Neuaufnahmen von PatientInnen werden durch die Musterberufsordnung abgelehnt (Bundesärztekammer, 2018, S. 1-3).

5 Diskussion

5.1 Bedeutung für die Gesundheitsversorgung

E-Health und Telemedizin gewinnen angesichts der wachsenden Zahlen chronisch kranker und betagter Menschen auch in Deutschland immer mehr an Bedeutung. Auch in Bezug auf die aktuell bestehende COVID-19-Pandemie muss über neue Versorgungsmöglichkeiten nachgedacht werden. Dennoch besteht weiterhin die Frage, ob Telemedizin auch nach dem „Überstehen" der Pandemie weitergehen wird. Sicherlich wird die Nachfrage abschwächen, weil viele Menschen wieder den persönlichen Kontakt zu ihren betreuenden ÄrztInnen suchen werden. Dennoch werden einige Gefallen an einigen telemedizinischen Anwendungen gefunden haben und die Dienste weiter nutzen. Für Ärzte bedeutet dies sich an die veränderten Bedürfnisse und Ansprüche der PatientInnen anzupassen.

Die Nutzung von teledistanztechnologischen Methoden bietet in dieser Zeit vor allem Möglichkeiten für Anleitungen, Beratungen und Kontrollen an, die notwendig sind um die eigene Selbstpflegekompetenz aufrecht zu erhalten oder wieder zu erlangen. Jedoch steht Deutschland noch vor einigen Herausforderungen, wie z. B. dem mangelnden flächendeckenden Breitbandausbau, der noch mangelnden Erstattungsfähigkeit der Leistungen, sowie der Schulung von medizinischem Personal, haben andere Länder bereits diese Hürden gemeistert.

Für die NutzerInnen von telemedizinischen Anwendungen sind wesentliche Vorteile, dass sie schnelle Hilfe erhalten und keine langen Anfahrtswege mit Wartezeiten entstehen. Plötzlich gilt das Wartezimmer als ein Seuchenherd.

Telemedizin ist unabhängig von Zeit und Distanz zwischen den NutzerInnen und ÄrztInnen. Dies ist besonders vorteilhaft für Menschen in ländlichen Regionen. Allerdings ist ein Kritikpunkt, dass oftmals alte und schwerkranke Menschen in diesen Bereichen leben. Ihnen fehlt zum Teil die Medienkompetenz mit den modernen Geräten umzugehen oder sogar der Internetzugang. Auch Kinder oder andere PatientInnen ohne Internetzugang, die im Ballungsraum leben, können telemedizinische Anwendungen nicht nutzen. Hier wären gemeinsame Video-Konsultationen in einem lokal eingerichteten Telemedizin-Zentrum eine gute Möglichkeit. Die PatientInnen könnten mit den Hausärzten entfernten Spezialkliniken oder Fachärzten in Großstädten Kontakt aufnehmen. Wichtig wäre ein gut geschultes Personal vor Ort zur Unterstützung der PatientInnen. Somit wäre älteren, immobileren oder finanziell schlechter gestellten Menschen oft sehr geholfen (Thiel, Deimel, 2020, S. 21).

Des Weiteren ist die Patientenversorgung durch viele datenschutz-, haftungs- und auch berufsrechtliche Regelungen bestimmt. Aus diesem Grund muss ein schutzwürdiger Umgang von persönlichen Daten durch entsprechende Aufklärung und Schulung der Bevölkerung in allen Lebensphasen (Schule, Berufsleben, Rentenalter) sichergestellt werden (Dittmar, Wohlgemuth, Nagel, 2009, S. 22-24). Viele Jugendliche haben eine sehr ausgeprägte Medienkompetenz und nutzen regelmäßig die modernen Technologien und Sozialen Medien. Dennoch ist auch für diese Generation eine Aufklärung und Hilfestellung in Bezug auf Datenschutz unbedingt notwendig.

5.2 Kritische Würdigung zur Methodik der Suche

Da am Anfang nur eine kleine Zahl von Suchwörtern zur Fragestellung feststanden, musste während der Recherche der PStA immer wieder neue Begriffe hinzugenommen werden. Um sich einen Überblick über das Thema Telemedizin in Deutschland zu verschaffen, wurden die Suchbegriffe anfangs sehr offen gewählt, allerdings wurde schnell klar, dass konkretere Suchwörter notwendig waren.

Zur Ergänzung und Ausweitung der Trefferquote wurde neben den großen Datenbanken PubMed und CINAHL auch google.scholar gewählt, um noch mehr relevante Publikationen und Veröffentlichungen zu finden. Englischsprachige Texte konnten nicht verwendet werden, da sie sich nicht mit dem aktuellen Stand von eHealth- Anwendungen in Deutschland beschäftigten. Eine weitere Schwierigkeit bei der Recherche lag in der Tatsache, dass die Digitalisierung in anderen Ländern schon deutlich weiterentwickelt ist und Deutschland erst am Anfang der Digitalisierung im Gesundheitswesen steht. Die Themenfelder bei der Recherche mussten sehr stark eingegrenzt werden um passende Artikel und Veröffentlichungen zu finden.

Leider konnte anhand von Fachverbänden und Fachgemeinschaften keine neuesten Publikationen zum Thema Telemedizin- Chancen, Risiken und Grenzen gefunden werden.

6 Künftiger Forschungsbedarf und praktische Implikationen

Bis heute gibt es bei den telemedizinischen Anwendungen noch Projekte, die noch nicht in die Regelversorgung etabliert werden konnten. Damit Studien in den Leistungskatalog der Krankenkassen aufgenommen werden können, müssen einzelne Studien erhoben werden, die die Evidenz der Anwendung aufzeigt (Budych et al., 2010, S. 2-4).

Während der Recherche zum Thema Telemedizin stellte sich heraus, dass das Thema der Telemedizin mittlerweile einen breiteren Ansatz in der Patientenversorgung in Deutschland findet. Das Spektrum dieser modernen Versorgungsform umfasst inzwischen die Behandlung von SchlaganfallpatientInnen in mehreren Bundesländern in Deutschland, aber auch das Telemonitoring von chronisch kranken PatientInnen. Wichtig wäre diesbezüglich systematische Untersuchungen hinsichtlich Risiken und Nutzen in den verschiedenen Kliniken, aber auch eine Datenerhebung zur Zufriedenheit der PatientInnen, durchzuführen. In Zukunft sollten Anwender und potenzielle NuterInnern von telemedizinischer Behandlung befragt werden, um Chancen und Risiken für die BürgerInnen erkennen und beheben zu können. Ein besonderer Schwerpunkt sollte auch auf die ökonomischen Gesichtspunkte der Telemedizin gelegt werden, z.B. Personalkosten, Anschaffungs- und Unterhaltungskosten und Kosteneinsparung durch besseres Patientenoutcome. Auch der steigende Sicherheitsbedarf bei AnwenderInnen, was persönliche Daten betrifft, könnte ein wichtiger zukünftiger Forschungsaspekt sein.

Literaturverzeichnis

Baer, R., Barczok, M. (2014): Telemedizin in der pneumologischen Praxis. Welche Systeme sind erforderlich? In: Der Pneumologe 3, 2014, S. 242.

Beckers, R. (2015): Regionale Entwicklung und flächendeckende Telemedizin. Ein Widerspruch? Bundesgesundheitsbl Gesundheitsforsch Gesundheitsschutz 58 (10): 1074–1078.

Brauns, H.-J., Loos, W. (2015): Telemedizin in Deutschland. Stand-Hemmnisse-Perspektiven. Bundesgesundheitsbl 2015 58: 1068–1073.

Budych, K., Pelleter, J., Schultz, C., Helms, T. M. (2010): Schaffung neuer Berufsbilder-Mit Telemedizin in die Zukunft. Verfügbar unter: http://www.telemed-berlin.de/telemed/2010/beitrag/beitrag_budych317_391.pdf. (gelesen am 22.08.2020).

Bundesärztekammer (2010): Einsatz von Telematik und Telemedizin im Gesundheitswesen. Verfügbar unter: https://www.bundesaerztekammer.de/aerzte/telematiktelemedizin/telemedizin/. (gelesen am 20.05.2020).

Bundesärztekammer (2011): Telematik im Gesundheitswesen. Verfügbar unter: https://www.bundesaerztekammer.de/fileadmin/user_upload/downloads/Taetigkeit2011_08.pdf. (gelesen am 28.05.2020).

Bundesärztekammer (2018): Änderungen § 7 Abs. 4 MBO-Ä (Fernbehandlung). Verfügbar unter: https://www.bundesaerztekammer.de/fileadmin/user_upload/downloads/pdf-Ordner/MBO/Synopse_MBO-AE_zu_AEnderungen___7_Abs._4.pdf. (gelesen am 20.08.2020)

Bundesministerium für Gesundheit (2016): Weiterentwicklung der eHealth-Strategie. Studie im Auftrag des Bundesministeriums für Gesundheit. Verfügbar unter: https://www.bundesgesundheitsministerium.de/fileadmin/Dateien/3_Downloads/E/eHealth/BMG-Weiterentwicklung_der_eHealth-Strategie-Abschlussfassung.pdf. (gelesen am 28.05.2020).

Bundesministerium für Gesundheit (2018): E-Health. Verfügbar unter: https://www.bundes-gesundheitsministerium.de/service/begriffe-von-a-z/e/e-health.html#c1494 (gelesen am 20.05.2020).

Bundesverband für Pflegemanagement e. V. (2015): IT in der Pflege. Moderne Kommunikationstechnologien für eine flächendeckende, sektorenübergreifende Pflege. Verfügbar unter: https://webcache.googleusercontent.com/search?q=cache:sYU9uHcDhQ8J:https://www.bv-pflegemanagement.de/arbeitsgruppen.html%3Ffile%3Dfiles/bvpm/sonstiges/arbeitsgruppen/IT%2520in%2520der%2520Pflege_Mai%25202015.pdf+&cd=1&hl=de&ct=clnk&gl=de. (gelesen am 21.08.2020).

Datenschutz.org (2020): Telemedizin: Besondern Herausforderungen für den Datenschutz. Verfügbar unter: https://www.datenschutz.org/telemedizin/. (gelesen am 22.08.2020).

Deutscher Bundestag (2011): Aktueller Begriff. Telemedizin. Verfügbar unter: https://www.bundestag.de/resource/blob/191840/f03a819a557bc16821678aa947afe076/Telemedizin-data.pdf. (gelesen am 20.05.2020).

Dittmar, R., Wohlgemuth, W. A., Nagel, E. (2009): Potenziale und Barrieren der Telemedizin in der Regelversorgung. G+G Wissenschaft, 2009, 4, S. 16-26.

Feinen, R. (2013): Telemedizin in Deutschland-Potenziale und aktueller Stand, In: Diabetes aktuell, 2013, 11 (8), S. 360-363.

Fischer, F., Krämer, A. (2016): eHealth in Deutschland: Anforderungen und Potenziale innovativer Versorgungsstrukturen. Springer: Berlin.

Gärtner, A. (2006): Telemedizin und computergestützte Medizin. Medizintechnik und Informationstechnologie. TÜV Media: Köln.

Goss, F., Middeke, M., Smetak, N. (2009): Praktische Telemedizin in Kradiologie und Hypertensiologie. Thieme: Leipzig.

Häcker, J., Reichwein, B., Turad, N. (2008): Telemedizin: Markt, Strategien, Unternehmensbewertung. Oldenbourg: München.

Holderried M., Höper A., Holderried F. (2020): Disruption E-Health: Treiber für die sektorenübergreifend-personalisierte Medizin der Zukunft. In: Pfannstiel M., Kassel K., Rasche C. (eds) Innovationen und Innovationsmanagement im Gesundheitswesen. Springer Gabler, S. 398-404.

Klein, M. (2017): Was ist eHealth. Verfügbar unter: https://www.egovernment-computing.de/was-ist-ehealth-a-570980/. (gelesen am 28.05.2020).

KVB (2017): Positionen der KVB zur Digitalisierung in der Gesundheitsversorgung. Verfügbar unter: https://www.kbv.de/html/31187.php. (gelesen am 22.08.2020).

Krüger- Brand, H. E. (2009): Die Zukunft in Netzwerken. In: Deutsches Ärzteblatt 2009, 106, (48), A2396-A2398.

Kunze, H., Mutze, S. (2012): Telemedizin: Jahrbuch HealthCapital Berlin-Brandenburg 2011/2012. De Gruyter: Berlin.

Lux T. (2019): E-Health. Begriff, Umsetzungsbarrieren, Nachhaltigkeit und Nutzen. In: Haring R. Gesundheit digital. Springer: Berlin, Heidelberg. S. 9-10.

Ministerium für Wissenschaft und Kunst Baden-Württemberg (2018): Praktisches Handbuch zur Qualitätsentwicklung in der Telemedizin. Wie kann ein Telemedizinprojekt nachhaltig gelingen? Die wichtigsten Fragen und Antworten auf einen Blick. Verfügbar unter: https://www.telemedbw.de/download_file/force/16753/229. (gelesen am 20.05.2020).

Mueller, T. (2004): Telematik im Gesundheitswesen. Verfügbar unter: https://hdms.bsz-bw.de/frontdoor/deliver/index/docId/473/file/1diplomarbeit.pdf. (gelesen am 21.08.2020).

Pelleter, J. (2012): Organisatorische und institutionelle Herausforderungen bei der Implementierung von Integrierten Versorgungskonzepten am Beispiel der Telemedizin. Books on Demand: Norderstedt.

Perlitz, U. (2010): Telemedizin verbessert Patientenversorgung. Verfügbar unter: http://www.asklepios.de/upload/archiv/Telemedizin_verbessert_Patientenversorgung_2783.pdf. (gelesen am 22.08.2020).

Schöne, K. (2005): Telemedizin-juristische Aspekte. Verfügbar unter: https://link.springer.com/content/pdf/10.1007/s00399-005-0479-4.pdf. (gelesen am 22.08.2020).

Secer, S., von Bandemer, St. (2019): Potenziale und Perspektive der Telemedizin. Verfügbar unter: https://www.econstor.eu/bitstream/10419/193767/1/1067244328.pdf. (gelesen am 21.08.2020.

Thiel, R., Deimel, L. (2020): #SmartHealthSystems. Einsatz und Nutzung von Telemedizin-Länderüberblick. Verfügbar unter: https://www.bertelsmann-stiftung.de/fileadmin/files/BSt/Publikationen/GrauePublikationen/VV_SHS_Telemedizin.pdf. (gelesen am 20.08.2020).

van den Berg, N., Schmidt, S., Stentzel, U., Mühlan, H., Hoffmann, W. (2015): Telemedizinische Versorgungskonzepte in der regionalen Versorgung ländlicher Gebiete Möglichkeiten, Einschränkungen, Perspektiven. Bundesgesundheitsbl 2015 58: S. 367–373.

Warda, F., Noelle, G. (2002): Telemedizin und eHealth in Deutschland: Materialien und Empfehlungen für eine nationale Telematikplattform. Verfügbar unter: http://www.ehealth-strategies.com/files/telematikbuch.pdf. (gelesen am 21.08.2020).

Tabellenverzeichnis

Abbildungsverzeichnis

Abkürzungsverzeichnis

BÄK	Bundesärztekammer
BDSG	Bundesdatenschutzgesetz
DRG	Diagnosis Related Group
DSGVO	Datenschutzgrundverordnung
EBM	Einheitlicher Bewertungsmaßstab
GKV	Spitzenverband- Bund der Krankenkassen
IKT	Informations- und Kommunikationstechnologie
IT	Informationstechnik
KVB	Kassenärztliche Vereinigung Bayerns
MBO-Ä	Musterberufsordnung für die in Deutschland tätigen Ärztinnen und Ärzte
o. S.	ohne Seitenangabe
PStA	Prüfungs- und Studienarbeit
TMG	Telemediengesetz
z. B.	zum Beispiel